DE L'ÉTAT ACTUEL

DES

EAUX MINÉRALES

DE LA

CHAINE DES VOSGES,

ET DE

LEUR AVENIR POSSIBLE.

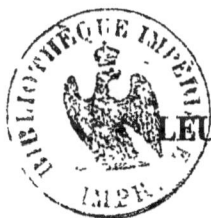

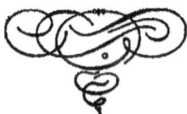

COLMAR,

IMPRIMERIE DE CH.-M. HOFFMANN, IMP. DE LA PRÉFECTURE.

1854.

DE L'ÉTAT·ACTUEL

DES

EAUX MINÉRALES

DE LA

CHAÎNE DES VOSGES,

ET DE

leur avenir possible.

———◦◇◦———

Les pages suivantes ne doivent être considérées que comme une esquisse, ou, si l'on aime mieux, comme la table analytique des matières d'un livre.

Je ne les adresse à personne en particulier: ni à l'État, ni aux Conseils généraux, ni aux médecins, ni aux malades; elles sont destinées un peu à tout le monde: c'est un appel au bon sens de tous ceux que cette question peut intéresser.

Pour ne point sortir des bornes que je me suis prescrites, je m'abstiendrai avec soin de tout développement. Je ne veux, pour le moment, qu'exposer dans son plus grand état de simplicité une idée qui pourrait n'être pas sans importance pour mon pays. Pour qu'on la saisisse d'un coup-d'œil, j'ai besoin d'être clair et avare de détails. Si elle obtient quelque crédit, les diverses questions qui s'y rattachent seront traitées plus tard, séparément et chacune à son tour.

———•———

I.

EXAMEN CRITIQUE.

Il est un fait depuis longtemps reconnu, souvent signalé et toujours déploré par ce qu'il y a de plus intelligent et de plus désintéressé dans le corps médical : c'est le délaissement au quel semblent condamnées *la plupart* (a) des sources minérales des Vosges, et le rang inférieur que leur assigne injustement l'opinion publique, quand elle les compare aux eaux des contrées voisines, Savoie, Suisse et Allemagne rhénane.

Il serait oiseux d'examiner ici ce que les gouvernements divers qui ont régi la France depuis soixante ans auraient dû ou pu faire, à cet égard, pour les départements de l'Est; regardons devant nous. L'époque où nous vivons recherche, avec un zèle qui lui fait honneur, tous les moyens d'améliorer la condition de l'homme : notre question ne peut manquer d'avoir son tour. Dût-elle, d'ailleurs, être ajournée encore, ce ne serait point une raison pour ne pas l'étudier et la préparer dès à présent.

Quelles sont les causes qui ont fait négliger depuis si longtemps les eaux minérales des Vosges, et qui leur ont valu leur réputation d'infériorité relativement à d'autres?

Les États Allemands voisins du Rhin, pour ne citer qu'eux, ont compris depuis longtemps le parti qu'ils

---

(a) Je dirai ici, pour n'y plus revenir, que ces mots de *délaissement* et *d'infériorité* ne sauraient s'appliquer, dans ma pensée, à des établissements tels que Luxeuil, Plombières, Contrexeville, Niederbronn. Je ne plains que ceux qui sont réellement à plaindre.

pouvaient tirer des sources qui jaillissent de leur terri-
toire. Aussi, n'ont-ils reculé devant aucun sacrifice ;
aussi, n'ont-ils eu de répugnance pour aucun moyen
capable d'y appeler la foule : pas même pour le jeu,
attrait tout puissant, comme tout ce qui est peu moral.
Ce point excepté, ils ont eu raison. Car leurs établissements ont attiré des malades, en ont soulagé plusieurs,
en ont guéri quelques uns, et leur renommée médicinale a pu se faire et s'est faite ; tandis que la plupart
des sources des Vosges, dépourvues non seulement de
ce qui attire vers un lieu, mais même de ce qui y rend
la vie supportable, sont négligées et estimées au des-
sous de leur valeur.

Ceci reconnu, établissons d'abord les faits suivants :

1° Il importe aux malades, plus qu'on ne le pense
généralement, que l'établissement qui leur est recom-
mandé soit un lieu de repos et de plaisir.

Une source hantée par des malades seulement, serait l'endroit le plus maussade, le plus désolant de la
terre.

La médecine n'a point à guérir que des lésions phy-
siques. Des affections morales non moins nombreuses,
non moins graves, non moins dignes d'intérêt, doivent
tous les jours leur soulagement au repos, à la distrac-
tion qu'offrent de tels lieux, tout autant pour le moins
qu'à l'efficacité médicinale de leurs eaux.

2° Le médecin le plus consciencieux, mettons encore
le plus sur de lui-même, est fort souvent empêché
d'adresser son client à une source voisine, dont trente
années d'expérience et des faits nombreux lui ont
appris toute la valeur ; — parceque l'établissement,
s'il y en a un, est mal tenu ; — parcequ'il n'est point

fréquenté et qu'on s'y ennuie à mourir ; — parce qu'enfin, *sa réputation n'est pas faite.* Il impose donc silence à ses convictions, s'abstient par respect humain, et envoie son malade, pauvre peut-être, aux prix de grands sacrifices, à quelque source lointaine, moins efficace mais mieux famée. Le malade revient guéri, mais ruiné. Autre maladie, non moins fâcheuse que la précédente.

3° Mais la renommée médicinale d'une source ne se fonde pas seulement sur les réclames de l'aubergiste de l'endroit et d'écrivassiers, ses compères. Il faut, pour l'établir, des garanties plus sérieuses. Il faut du temps, des observations multipliées, faites par un certain nombre au moins d'hommes compétens, désintéressés et exempts de préventions ; résidant, s'il se peut, assez près de la source, pour connaître également et les succès et les revers dus à cet agent thérapeutique, et pour avoir le droit de décider dans quels cas il convient d'y avoir recours, dans quels autres il faut le rejeter. Il faut bien d'autres choses encore, j'en signalerai quelques unes plus tard.

4° Les départements, l'État même, ne peuvent que peu de chose, et dans une certaine mesure, pour établir cette renommée.

Ils peuvent autre chose, il est vrai.

Ils peuvent secourir, améliorer, développer, embellir certains établissements. Ils en peuvent créer de nouveaux. C'est là leur rôle, et ce rôle est important.

Mais avant de solliciter le concours de l'État, il est nécessaire de ne point l'induire en erreur, de ne point appliquer mal à propos les ressources dont il dispose à créer ou à subventionner des établissements dépourvus de valeur réelle.

On aurait tort de mêler à une question neuve et vierge encore de mesquines préoccupations, des préférences injustes pour telle ou telle localité.

Proposons-nous un but plus large, plus équitable, plus scientifique.

La plupart des eaux minérales des Vosges sont, même pour un grand nombre de médecins, comme si elles n'existaient pas. Les leur faire connaître serait une sorte de révélation. Ce serait comme si elles venaient de jaillir de terre en une nuit, à la suite d'un soulèvement.

Il faut, pour cela, instituer une étude *générale, sérieuse et surtout comparative de toutes les sources des Vosges,* étude à la quelle prendraient part, chacun dans la mesure de ses forces et de sa compétence, l'État, les départements, les médecins.

Il faut ne point négliger cette occasion, sans doute unique en ce moment, d'appliquer à 50 ou 60 sources minérales, de composition et de propriétés différentes, un large plan d'étude, scientifique et administratif.

Il faut intéresser à cette vue tous les départements qui touchent aux Vosges et l'État lui-même. Ce qu'un seul département, réduit à ses propres ressources, ne pourrait pas faire, sept ou huit départements co-intéressés le feront sans peine. Ce que l'État hésiterait à faire pour un seul département, il le fera pour sept ou huit.

Il faut donner la plus grande publicité possible aux documens qui sortiront de cette enquête, afin d'offrir à tous les médecins une base solide sur la quelle ils

puissent appuyer leurs observations, et de rendre plus
facile la tâche qu'ils auront à remplir.

Alors il se pourra qu'un grand nombre des sources
des Vosges, sérieusement étudiées, acquièrent une renommée légitime qui leur a manqué jusqu'à présent:
alors il deviendra possible, relevées de leur discrédit,
de les recommander avec une juste confiance aux lar-
gesses de l'État. Que l'État embellisse leurs alentours,
qu'il les rende prospères, qu'il ouvre, s'il le faut, de
nouvelles voies par les quelles y afflueront toutes les
choses qui rendent la vie facile et agréable : il contri-
buera ainsi au soulagement de bien des misères. Les
classes deshéritées, qui ont besoin d'une plus large
part dans ses bienfaits que les heureux du monde, lui
devront surtout leur reconnaissance.

Avant de déterminer les moyens d'exécution qui
pourront amener un tel résultat, énumérons rapide-
ment ici les sources des Vosges dont les noms me sont
connus. Je n'ai nullement la prétention d'en donner
un catalogue complet; mais l'insuffisance même des
documens où je puise, me fait penser avec tristesse que
beaucoup de mes confrères sont aussi mal renseignés
que moi, et qu'il serait temps de divulguer avec libé-
ralité des connaissances utiles à tous, qu'aucune né-
cessité honnête ne saurait faire retenir comme la lu-
mière sous le boisseau.

II.

SOURCES MINÉRALES DES VOSGES.

Sept départements français touchent à la chaîne des Vosges. Ce sont, du midi au nord, avec les sources qui appartiennent à chacun,

Versant occidental :

Doubs. — Guillon. — Lusigny.

Haute-Saône. — Luxeuil. — Fedry. — Rèpes.

Vosges. — Plombières. — Contrexeville. — Heucheloup. — Bussang. — Bains-les-bains.

Meurthe. — Eulemont. — Pont-à-Mousson. — Nancy. — Domèvre.

Moselle. — Sturzelbronn. — Waldsbronn. — Guénétrange. — Bonne-Fontaine.

Observation. J'ai tout lieu de regarder cette liste comme fort incomplète. Mais il importe peu. Si l'étude générale, que je ne cesserai de réclamer, se fait un jour, chaque département fournira le tableau intégral des eaux qu'il possède.

J'ai omis à dessein de compter ici les sources *salées* qui suivent ,

Haute-Saône. — Gouhenans. — Saulnot. — Puy-sur-Saône.

Meurthe. — Dieuze. — Moyen-Vic. — Rosières-aux-Salines. — Château-Salins.

Moselle. — Saint-Julien-les-Metz. — Salzbronn. — Morhange.

parcequ'au point de vue thérapeutique, elles pourraient bien mériter d'être étudiées à part.

Versant oriental :

HAUT-RHIN. — Wattweiler. — Sultz. — Aspach. — Blotzheim. — Sultzbach. — La Goutte. — Sultzmatt. — Rixheim. — Widensohlen.

Observation. Je ne compte point l'Erlenbad à Kaysersberg, très fréquenté par la noblesse allemande, au commencement du 18ᵐᵉ siècle, et dont je n'ai pas pu savoir si c'était une eau douce ou minérale; ni les sources disparues de Ribeauvillé et de Geberschwyhr.

BAS-RHIN. — Niederbronn. — Avenheim. — Holzheim. — Diemeringen. — Brumath. — Neuweyer. — Saint-Ulrich. — Bienwald. — Küttolsheim. — Châtenois. — Sultzbad. — Soultz-sous-Forêts. — Rosheim. — Lampertsloch. — Artolsheim. — Saint-Gangolf. — Vasselonne. — Bühl.

On les classe ordinairement ainsi qu'il suit :

SULFUREUSES. — Guillon. — Aspach. — Blotzheim. — Widensohlen. — Bienwald. — Küttolsheim. —

ACIDULES OU GAZEUSES. — Sultzmatt. — Rosheim.

FERRUGINEUSES. — Fedru. — Contrexeville. — Heucheloup. — Bussang. — Eulemont. — Pont-à-Mousson. — Nancy. — Sultzbach. — Wattweiler. — La Goutte.

SALINES *thermales*. — Luxeuil. — Plombières. — Bains-les-bains.

Froides. — Rèpes. — Sultz (Haut-Rhin). — Niederbronn. — Avenheim. — Holzheim. — Diemeringen. — Brumath. — Neuweyer. — Saint-Ulrich.

IODO-BROMURÉES. Châtenois. — Sultzbad. — Sultz-sous-Forêts.

BITUMINEUSES. — Lampertsloch. — Sturzelbrunn. — Waldsbrunn.

PEU DÉTERMINÉES. — Lusigny. — Domèvre. — Guénétrange. — Rixheim. — Artolsheim. — Saint-
Gangolf. — Vasselonne. — Bühl.

Soit, en chiffres :

Sulfureuses	thermales	0
	froides	6
Acidules ou gazeuses	thermales	0
	froide	2
Ferrugineuses	thermales	0
	froides	10
Salines	thermales	3
	froides	9
Iodo-bromurées		3
Bitumineuses		3
Peu déterminées		8
TOTAL		44

Supposons, pour un instant, que douze de ces sources
soient parfaitement connues, au double point de vue
de la chimie et de la thérapeutique ; que la science ait
dit sur elles son dernier mot, et qu'il faille l'accepter
désormais, cette science, comme un article de foi, sans
y ajouter rien, sans en rien retrancher ; supposons
encore que leur renommée ne puisse plus s'accroître,
que leur prospérité, comme établissements publics ou
privés, soit telle qu'il n'y ait plus *qu'à les laisser aller;*
nous nous trouverons encore en face du chiffre important de trente-deux sources, (sans compter celles qui
me sont inconnues,) pour lesquelles il reste beaucoup
à faire, sinon tout à faire.

Créer autour de ces sources, avant d'en connaître la váleur, trente-deux établissements, les subventionner aveuglement, c'est à quoi personne ne songe, sans doute: ce serait folie. Les proscrire en masse, pour en avoir plustôt fini, sous prétexte qu'elles ne valent pas la peine d'être étudiées, serait faire de la logique à coups de bâton et de sabre, comme en faisaient les Sultans des Mille-et-une-nuits.

Entre la prodigalité déraisonnable et la mesquinerie honteuse, il est une voie droite et sûre; nul ne regrettera de s'y être engagé, et d'avoir accordé quelques instants à l'examen sérieux de cette question, s'il en résulte pour lui la conviction qu'il sera possible d'assurer à une vingtaine au moins de localités un avenir prospère, et à des milliers de personnes un soulagement.

III.

MOYENS D'EXÉCUTION.

Je les range sous trois chefs que j'examinerai successivement.

1° Analyse.

2° Enquête médicale.

3° Concours de l'État et des départements.

Ici, surtout, je m'efforcerai de n'indiquer que les points principaux, laissant à tout esprit droit le soin d'en tirer les conséquences.

1° Analyse.

La plupart des eaux minérales des Vosges n'ont point été analysées.

Si cette analyse a été faite pour quelques unes, (hors les dix ou douze que j'excepte toujours,) — ou bien, elle est peu connue, — ou bien, elle a été faite à une époque où la chimie avait d'autres procédés, parlait un autre langage qu'aujourd'hui. Il faut donc qu'elle soit rendue publique, ou qu'elle soit recommencée sur nouveaux frais.

La chimie n'a pas dit son dernier mot sur ce point. Tout récemment, MM. Thénard et Oppermann viennent de signaler, dans les eaux du Mont-Dore et de Sultzbach, des traces d'arsenic que les recherches précédentes n'y avaient point révélées. Il importe donc de ne pas s'en tenir à une seule analyse, quelque bien faite qu'elle puisse être; mais d'y revenir, chaque fois au moins que la science fait de nouvelles conquêtes ou change de face.

Chaque département ferait analyser à ses frais les eaux de son domaine. Ce travail ne serait ni bien long, ni bien dispendieux.

Ces analyses, imprimées à grand nombre d'exemplaires aux frais communs des sept départements intéressés, seraient distribuées, non seulement à tous les médecins de ces départements, mais encore aussi loin que l'on jugerait utile de les répandre.

Un certain nombre de ces exemplaires resterait déposé aux préfectures, afin d'être donnés à tout nouveau médecin qui viendrait s'établir dans le département.

Il conviendrait de les publier sous forme de tableaux, pour faciliter les recherches: un tableau pour chaque source. Ce document renfermerait, outre l'analyse, divers renseignements topographiques, statistiques, économiques, etc., et entre autres, l'indication de cinq ou six sources très connues, *types du genre*, pour servir, dans les commencements, à guider le médecin par analogie, dans l'emploi qu'il pourra faire d'une eau qui n'est étudiée que chimiquement, et qui ne l'a point encore été au point de vue médical.

Ce serait là, comme on dit, une première base d'opérations.

2° *Enquête médicale*.

Comme conséquence immédiate de ce qui précède, j'indiquerai la publication d'un *Annuaire des sources minérales des Vosges ;* publication peu couteuse, si elle se fait aux frais communs de sept départements. Ce ne serait, dans les premières années qu'une brochure de quelques feuilles ; plus tard, un volume de 300 à 400 pages suffirait à tous les besoins.

Il serait imprimé au même nombre d'exemplaires, et distribué de même que les analyses.

Il contiendrait, (pour ne pas répéter ce qui a été déjà dit et imprimé,) toutes les observations nouvelles faites, à partir de l'époque de sa publication, sur toutes les sources des Vosges, par tous les médecins qui auraient des faits intéressants à révéler.

J'ai dit: *toutes* les sources. — Je sais bien que plusieurs de nos établissements principaux ont pris le louable parti de publier, de temps à autre, ce qu'on pourrait appeler leur *Chronique ;* mais ces publications me semblent insuffisantes. Parceque, émanées d'un seul établissement, elles excluent à peu près toute comparaison avec d'autres ; parceque les établissements les plus prospères peuvent seuls se permettre ce luxe ; parceque ce ne sont toujours que des documens isolés, imprimés sur feuilles volantes ou en toutes petites brochures sujettes à s'égarer, qui ne sont adressées qu'à un nombre restreint de médecins, et qui ne vont qu'où le vent les pousse. Je ne leur chercherai pas d'autres défauts. — Un annuaire général aurait pour avantages : de donner avec équité des renseignements sur toutes les sources des Vosges, de la plus importante à la plus inconnue. De faciliter l'étude comparative entre des sources de même ordre, qui peuvent cependant être douées de propriétés différentes. De réunir en un seul corps des documens fugitifs ; de former un répertoire complet, que chaque médecin tiendrait à conserver ; de n'être plus seulement la gazette, toujours un peu égoïste, souvent assez niaise, des fêtes, des danses, des plaisirs de tel ou tel lieu, mais l'organe sérieux, probe et libre, qui a accepté la mission de réhabiliter les richesses naturelles méconnues de toute une frontière de la France.

Une place serait réservée, dans chaque volume de l'annuaire, à une série de questions que pourraient poser des médecins à leurs confrères, mieux informés, ou mieux placés pour les résoudre. Les réponses, selon leur importance, seraient publiées en entier ou en résumé ; ce serait, on le voit, une sorte de Congrès scientifique des idées, moins les personnes. Autre avantage qui n'est peut-être, pas à dédaigner.

Tous ces documens, recueillis dans les préfectures, seraient réunis chaque année, à une certaine époque, pour être livrés à la publicité.

Parmi les questions nombreuses à la solution des
quelles la publication d'un annuaire contribuerait plus
promptement et plus efficacement qu'aucun autre
moyen, il en est une seule que je veux indiquer ici,
parceque je la crois le point de départ de beaucoup
d'autres.

Un groupe d'eaux minérales tel que celui des Vosges,
pris dans son ensemble, tire son importance, non pas
du nombre des sources qu'il renferme, mais de leur
variété. Plus il sera applicable à des affections très
diverses, plus sa valeur sera grande. Il n'est pas permis
d'affirmer sommairement et sans en donner des preuves
concluantes, que trente-deux sources au moins, négligées et peu connues, ne renferment pas des trésors
qu'il importe de mettre au jour.

*Quelles ressources thérapeutiques offrent les eaux des
Vosges?*

Donnons à la question moins d'étendue, et, sans en-
trer dans des considérations pratiques qui nous mène-
raient trop loin, demandons-nous :

Les différents ORDRES *sous les quels on a coutume de
ranger les eaux minérales d'après leur composition* (ª),
comment sont-ils représentés dans les Vosges?

Les eaux *thermales* y sont rares. On n'en compte que
trois, d'une très grande importance, il est vrai, mais
ne représentant qu'un seul ordre (eaux salines). Ce

(a) — Quoique je me serve de la classification chimique adoptée, je suis loin
de lui accorder une importance pratique exagérée. — Des eaux comprises dans
un même ordre, peuvent avoir des propriétés très différentes. — Toute source
minérale vaut la peine d'être étudiée pour elle-même, et abstraction faite de ses
analogues.

sont: Luxeuil, Plombières, Bains. Ribeauvillé, dis-
parue, était la seule source thermale du versant orien-
tal.

Par compensation, les eaux *froides* y sont nombreuses et variées, elles répondent pleinement à tous
les ordres et sous-ordres établis jusqu'à présent; plusieurs d'entre elles n'ont besoin que d'être mieux connues: un brillant avenir leur est réservé.

Sulfureuses. — Six sources, à peu près négligées,
hors Guillon. — Ces eaux semblent rares en général,
ou, du moins, sont-elles abandonnées, à cause, peut-
être, de la concurrence redoutable que leur font leurs
sœurs aînées, les eaux thermales. On en cite quatre en
France: *Enghien*, près de Paris: *Roche-Posay* (Vienne);
Saint-Martin-d'Uriage (Isère); *Puzzichello* (Corse). Ali-
bert ne nomme que les deux premières. — Celles des
Vosges sont souvent employées par les pauvres et les
gens de la campagne, ces expérimentateurs qui de-
vancent toujours les médecins, au traitement de la gale
et d'autres maladies de la peau. Leur efficacité dans
ces affections si répandues, mériterait au moins d'être
constatée. Loin de là! on ne les connait guère que de
nom: elles ne sont pas même analysées.

Acidules ou gazeuses. — Deux sources: Sultzmatt et
Rosheim. — Elles sont dans de meilleures conditions
que les précédentes: Sultzmatt est connue depuis longtemps, et il est question, en ce moment, de fonder un
nouvel établissement à Rosheim. Faisons des vœux
pour leur prospérité; mais n'oublions pas qu'il reste
beaucoup à faire pour elles, et qu'on ne saurait leur
accorder trop d'attention; car elles tiennent un rang

2

considérable parmi les eaux acidules-alcalines, dont Vichy est le type.

FÉRRUGINEUSES. — Dix sources, dont trois à citer: Contrexeville, Bussang, Sultzbach. — «Cette courte » liste doit encore être réduite, dit M. G. Tourdes [a]: » Bussang appartient surtout aux eaux acidules; Con-» trexeville possède des propriétés importantes, indé-» pendantes de la présence du fer. » Reste Sultzbach, charmant établissement en miniature, au quel il ne manque que du développement.

Mais, les sept autres ! qu'en fait-on?

SALINES. — Neuf sources, dont une seule, Nieder-bronn, écrase les autres de sa renommée d'ancienne date.

IODO-BROMURÉES. — Trois. — Ce groupe important n'est pas estimé à sa juste valeur. Malgré des efforts dignes d'éloges, mais trop isolés pour être puissans, la fatalité qui semble peser sur beaucoup d'eaux des Vosges n'a point épargné celles-ci; et il est fort à craindre que nous ne restions longtemps encore tribu-taires des sources de Kreutznach, de Wildegg, de Heil-bronn, tandis que les richesses que nous avons sous la main dormiront improductives.

BITUMINEUSES. — Trois. — Même observation à faire que pour les eaux sulfureuses. Les villageois les em-ploient avec succès, dit-on, contre les douleurs rhu-matismales et contre certains ulcères: la médecine semble n'en faire aucun usage.

Telles sont nos richesses, et telle est notre indi-

(a) — Gazette médicale de Strasbourg, 1845.

gence. Nous ressemblons à des avares, qui se laissent mourir de faim sur un coffre plein d'or.

Pour lutter avec avantage contre ce discrédit jeté sur un si grand nombre de nos sources, est-il, je le demande, un moyen plus loyal, plus direct, moins hasardeux, que de les faire connaître en masse aux médecins, d'appeler sur elles toute leur attention, de recueillir et de rendre publiques toutes les observations que chacun d'eux fournirait à cette *OEuvre de tous?* Ne serait-il pas juste et utile de leur accorder cette réhabilitation, quoique tardive? Elles ont souffert jusqu'à présent de la rivalité des eaux étrangères; elles ont souffert de l'incertitude, de la timidité, du manque de confiance des médecins; il n'en serait plus de même désormais, si elles étaient sérieusement étudiées, si l'on pouvait les recommander sous la garantie d'un millier de médecins qui les auraient expérimentées. La chose vaudrait, au moins, la peine d'être essayée.

Et qu'on ne dise pas que ce serait une entreprise trop longue, dont personne ne verrait la fin. Fallût-il dix ans, vingt ans : qu'est-ce que vingt ans auprès du temps déjà perdu? — Mais, non, il en faudrait bien moins. Il y a toujours, au voisinage de chaque source, dans un rayon de quelques lieues, un certain nombre de médecins qui en connaissent, au moins, les propriétés les plus générales. Mais leur nombre est trop restreint pour faire autorité, et beaucoup d'entre eux n'écrivent pas. Ce qu'ils savent, vit et meurt avec eux. Ou bien, s'ils ont le malheur d'écrire, très souvent, leurs papiers sont vendus *après décès*, et vont chez l'épicier. Après des années, le fils, assis à dîner, peut voir lui revenir de la boutique un lambeau de l'écriture de son père,

enveloppant une once de poivre ou un morceau de fro-
mage. Donnez à tous ces hommes un organe spécial,
jouissant de tous les avantages de la publicité, un seul
petit volume par an, qui vienne de lui-même les trou-
ver à leur foyer, qui, toujours ouvert sur la table de
travail, rappelle aux uns qu'ils ont un devoir de plus à
remplir envers leurs semblables, console et reconforte
les autres, en leur donnant l'assurance que l'observation la plus modeste ne sera point rebutée, parce
qu'elle aura le malheur de ne pas venir d'un homme
haut placé ou d'une coterie puissante : malgré les dé-
goûts, les fatigues, les déceptions de chaque jour, ils
vous apporteront leur tribut; et vous aurez en peu
d'années un répertoire de faits pratiques, assez complet
pour vous permettre de vous prononcer en toute justice
et en toute connaissance de cause sur la valeur de nos
sources minérales.

Alors, vous appellerez à votre aide l'État, les départements, les compagnies, les particuliers.

3° *Concours de l'État.*

Il est inutile d'insister longuement sur ce sujet; l'a-
venir seul nous apprendra dans quelle mesure ce concours devra être invoqué.

Indiquons toutefois les points suivants, qu'il sera
bon de ne pas perdre de vue.

En dehors des établissements déjà existant, qui
peuvent avoir besoin d'être secourus, il en est de nouveaux à créer; c'est ici surtout qu'il importe d'agir
d'après un plan bien établi, et de le suivre avec persé-
vérance. La précipitation, les intérêts locaux mesquins,

les préventions pourraient entraîner à des erreurs regrettables.

Admettons que l'État, décidé à créer de nouveaux établissements, ne se laisse guider, dans la préférence qu'il accordera à telle source ou à telle autre, que par l'avis bien motivé du corps médical tout entier.

Il conviendrait, en premier lieu, de déterminer son choix en faveur de celles de ces eaux qui n'ont pas encore d'analogues parmi les établissements déjà fondés : d'abord les iodo-bromurées et les sulfureuses. On choisirait dans chacun de ces deux groupes la source qui présente les propriétés les plus energiques, ou mieux encore (ce que l'étude comparative peut seule démontrer), celle qui répond au plus grand nombre d'indications. Il importe, avant tout, que notre catalogue se complète et que chaque Ordre soit représenté.

Puis, si un seul établissement ne suffit pas, multiplier de préférence ceux dont les eaux offrent une large chance de guérison ou de soulagement aux maladies les plus répandues : les scrofules, par exemple, et les maladies de la peau, danger permanent pour la société tout entière.

Il n'est pas indispensable que tous les établissements soient des Bâden ou des Hombourg : de plus modestes ont aussi leur utilité. Il serait beau, sans doute, de pouvoir les doter tous amplement ; mais il ne faut pas envisager cette question du point de vue seulement de l'industrie qui enrichit une contrée : ne pouvant faire de tous des lieux de plaisir où l'étranger apporte son argent, il faut faire de tous des lieux où l'homme retrouve la santé. Qui dit source minérale, dit vertu curative : énergique ou faible, là est toute la différence.

Après que l'on aura pourvu aux premiers besoins, il restera nécessairement un certain nombre d'eaux qu'il n'aura pas été possible d'utiliser, soit parcequ'il y en a trop du même ordre, soit pour ne pas créer de concurrence ruineuse à un établissement ancien qui a des droits acquis, soit enfin parceque la préférence aura été donnée à des sources rivales plus favorablement situées. Ces eaux ne doivent point être perdues. Il serait facile aux communes ou aux cantons de construire près de chacune d'elles une maison spacieuse, simple, bien pourvue du nécessaire mais sans luxe, où les moins riches viendraient jouir des bienfaits des eaux médicinales. Ce serait, on le voit, le complément naturel des bains publics à bon marché, dont on se moquait si ingénieusement, il y a quelque dixaine d'années, lorsqu'ils n'étaient encore qu'en projet, et dont on apprécie aujourd'hui les énormes avantages.

Un certain nombre de places y serait réservé aux indigens.

Seulement, et pour ne pas donner lieu à un nouvel abus de la charité (qui n'en est que déjà trop rongée), ces places ne seraient accordées qu'aux indigens qui auraient réellement besoin d'être traités à la source; pour l'usage interne, il serait établi des dépôts de ces eaux dans les hospices.

Quel que soit à l'avenir le mode d'exploitation de nos sources, l'État, qu'il les concède à des compagnies ou à des particuliers, devra toujours se réserver le droit de les appliquer largement aux besoins publics.

19 août 1854.

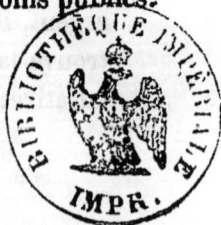

EN DÉPÔT :

Chez GENG, libraire, Place-Neuve,

et chez HELD-BALTZINGER, libraire, Grand'rue,

à Colmar.

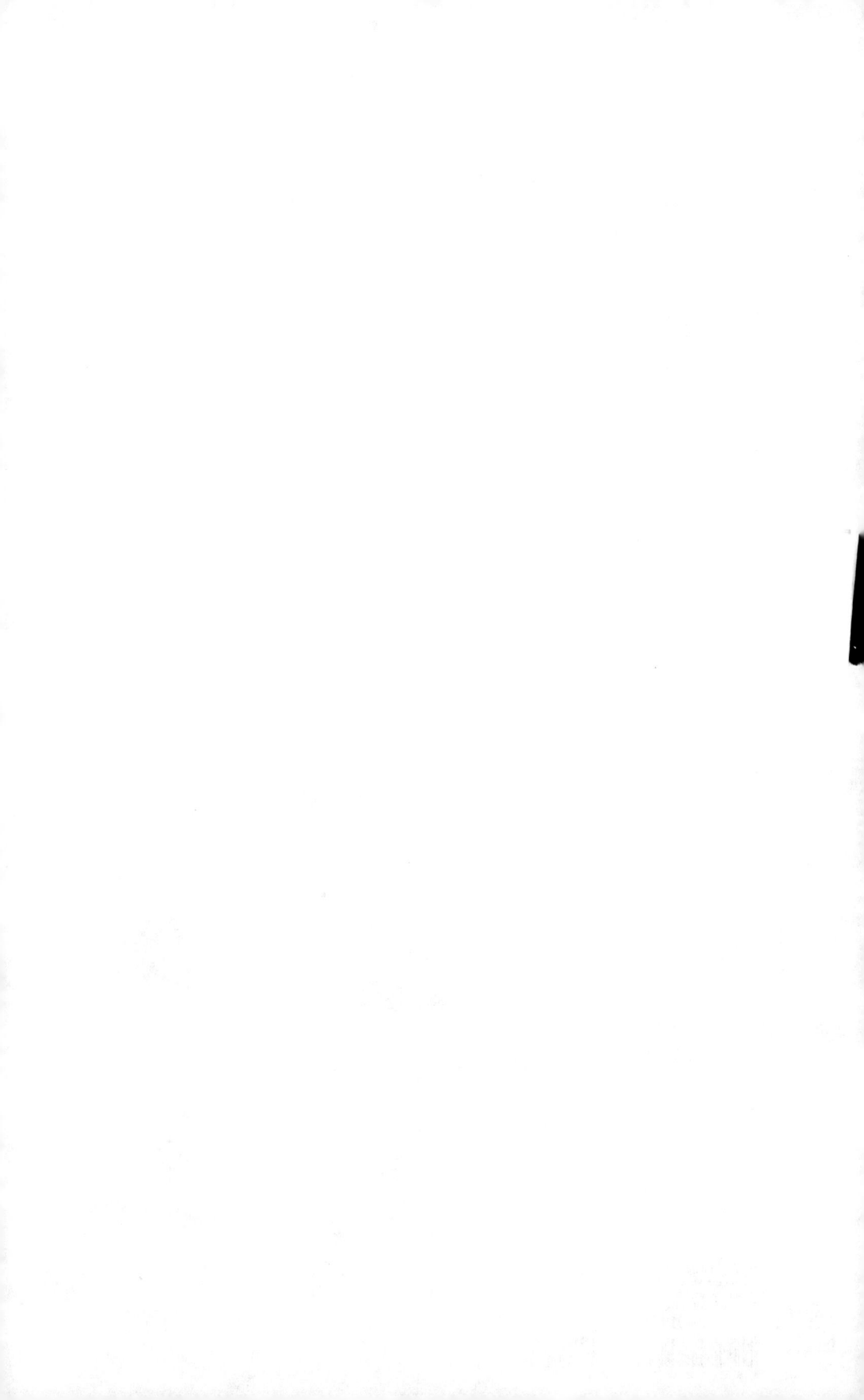